BEI GRIN MACHT SICH IHR WISSEN BEZAHLT

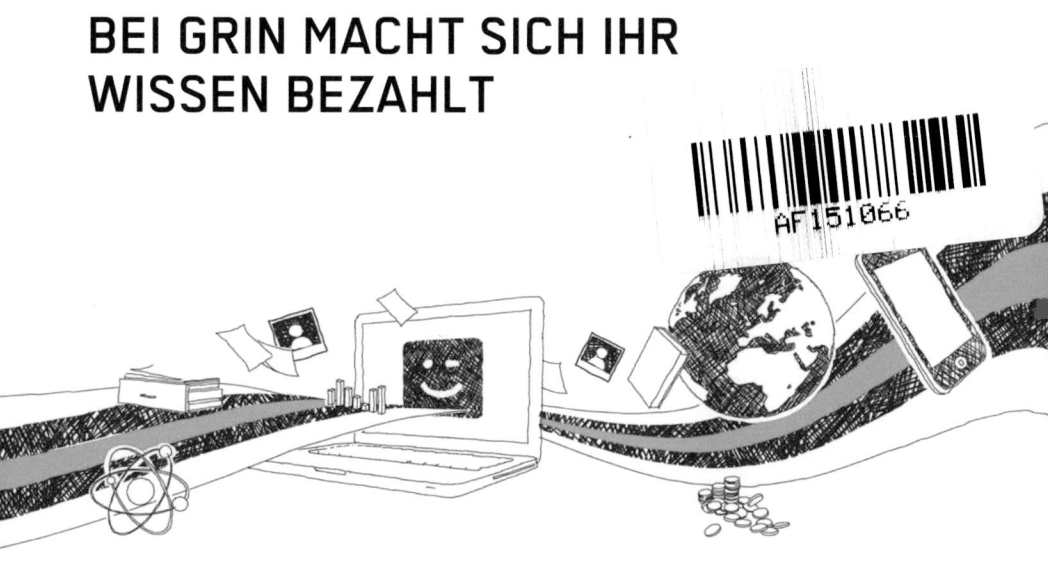

- Wir veröffentlichen Ihre Hausarbeit,
  Bachelor- und Masterarbeit

- Ihr eigenes eBook und Buch -
  weltweit in allen wichtigen Shops

- Verdienen Sie an jedem Verkauf

Jetzt bei www.GRIN.com hochladen
und kostenlos publizieren

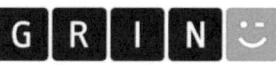

Christine Schmitz

Neuordnung der Ärztlichen Bedarfsplanung

GRIN Verlag

Bibliografische Information der Deutschen Nationalbibliothek:

Die Deutsche Bibliothek verzeichnet diese Publikation in der Deutschen National-
bibliografie; detaillierte bibliografische Daten sind im Internet über http://dnb.d-
nb.de/ abrufbar.

Impressum:

Copyright © 2012 GRIN Verlag GmbH
Druck und Bindung: Books on Demand GmbH, Norderstedt Germany
ISBN: 978-3-656-54756-3

Dieses Buch bei GRIN:

http://www.grin.com/de/e-book/265176/neuordnung-der-aerztlichen-bedarfsplanung

GRIN - Your knowledge has value

Der GRIN Verlag publiziert seit 1998 wissenschaftliche Arbeiten von Studenten, Hochschullehrern und anderen Akademikern als eBook und gedrucktes Buch. Die Verlagswebsite www.grin.com ist die ideale Plattform zur Veröffentlichung von Hausarbeiten, Abschlussarbeiten, wissenschaftlichen Aufsätzen, Dissertationen und Fachbüchern.

Besuchen Sie uns im Internet:

http://www.grin.com/

http://www.facebook.com/grincom

http://www.twitter.com/grin_com

FOM – Fachhochschule für Oekonomie & Management

Düsseldorf

~Berufsbegleitender Studiengang Business Administration~

Neuordnung der ärztlichen Bedarfsplanung

Seminararbeit im Modul Health Care IV

31. Juli 2012

Dozent: Dipl.-Kfm. (FH) Sascha Rödder

Autor: Christine Schmitz

            Hilden

Fachsemester: 6

Inhaltsverzeichnis

Abkürzungsverzeichnis

Abbildungsverzeichnis

Abkürzungsverzeichnis

Abs.	Absatz
bspw.	beispielsweise
bzw.	beziehungsweise
e.V.	eingetragener Verein
GKV	Gesetzliche Krankenversicherung
IGES	Institut für Gesellschafts- und Sozialforschung
MVZ	Medizinisches Versorgungszentrum
o.Ä.	oder Ähnlichem
SGB	Sozialgesetzbuch
sog.	sogenannten
u.a.	unter anderem
VStG	Versorgungsstrukturgesetz
z.B.	zum Beispiel

Abbildungsverzeichnis

1   Einleitung

Gesetzlicher Auftrag der kassenärztlichen Vereinigungen und der kassenärztlichen Bundesvereinigung ist es, die ambulante, vertragsärztliche Versorgung sicherzustellen und zu gewährleisten. Somit soll die ärztliche Versorgung den gesetzlichen und vertraglichen Erfordernissen entsprechen (§75 Abs. 1 Satz 1 SGB V).[1]

In diesem Kontext ist auch die vertragsärztliche Bedarfsplanung wiederzufinden, die zuletzt im Rahmen des Gesundheitsstrukturgesetzes vom 21.12.1992 aufgestellt wurde.[2]

Mit der bisherigen Bedarfsplanung wurde festgelegt, wie viele Einwohner ein ambulant tätiger Arzt behandeln sollte. Welche Regionen als angemessen, über- oder unterversorgt galten, wurde auf der Basis dieser Normverhältnisse festgestellt und sichtbar. In der bisherigen Bedarfsplanung entsprachen die Soll-Zahlen historischen Einwohner-Arzt-Verhältnissen aus den 1990er Jahren. Dieser Ansatz führte nach und nach dazu, dass den Einwohnern ländlicher Regionen verhältnismäßig weniger Ärzte zugestanden wurden als den Einwohnern in Städten und Ballungsgebieten. [3]

Das IGES Institut (Institut für Gesundheits- und Sozialforschung) wurde Anfang 2011 von der Patientenvertretung des gemeinsamen Bundesausschuss damit beauftragt, ein Konzept für die Neuordnung der ärztlichen Bedarfsplanung zu entwickeln. Das Ziel dieser Neuordnung ist im Wesentlichen die Planung und Steuerung der ärztlichen Behandlungskapazitäten stärker als bisher am regionalen Versorgungsbedarf zu orientieren. [4]

Weiterhin geht es in der aktuellen Situation auch darum, die Bedarfsplanung so weiter zu entwickeln, dass mit ihr nicht nur die regionalen Probleme angegangen werden, sondern auch eine tragfähige Antwort auf die gegenwärtigen und absehbaren Auswirkungen der demographischen Veränderung gefunden und die somit entstandenen Strukturen bedarfsgerechter weiterentwickelt werden können. [5]

2   Aktueller Stand der medizinischen Versorgung in Deutschland

Die Struktur der Ärzteschaft im Jahr 2010 ist mit folgenden Zahlen belegt: Berufstätige Ärztinnen und Ärzte ergaben eine Gesamtzahl von 334.000. Dies gliedert sich weiterhin in 141.616 ambulant tätige Ärztinnen und Ärzte, 163.660 stationär tätige Ärztinnen und Ärzte und übrige 28.724 anderweitig tätige Ärztinnen und Ärzte auf.[6]

---

[1] Vgl. Versorgungsstrukturgesetz (GKV-VStG) – Auswirkungen auf die Praxis (2012), Seite 3 .
[2] Vgl. Versorgungsstrukturgesetz (GKV-VStG) – Auswirkungen auf die Praxis (2012), Seite 3.
[3] Vgl. Neuordnung der ärztlichen Bedarfsplanung (2012), Seite 9.
[4] Vgl. Neuordnung der ärztlichen Bedarfsplanung (2012), Seite 9.
[5] Vgl. Versorgungsstrukturgesetz (GKV-VStG) – Auswirkungen auf die Praxis (2012), Seite 3.
[6] Vgl. https://www.destatis.de/DE/ZahlenFakten/GesellschaftStaat/Gesundheit/Gesundheitspersonal/Tabellen/Berufe.html, Stand 20.07.2012.

Im Jahr 2010 kamen auf jeden Arzt 270 Einwohner, bei einer Einwohnerzahl (Stand 31.12.2009) von 81.802.257 Bürgerinnen und Bürgern.[7] Dies ist im europäischen Vergleich Platz 25 von 191 und hiermit zeigt sich, dass sich die medizinische Versorgung in Deutschland auf einem hohen Niveau befindet.[8]

Jedoch wurde lange Zeit das Problem eines Ärztemangels in Deutschland von der Politik kleingeredet oder geleugnet. Heutzutage ist es nicht mehr zu bestreiten, dass in vielen Kommunen der wohnortnahe Zugang zu ärztlichen Leistungen nicht mehr gegeben ist oder zumindest eingeschränkt ist. In vielen ländlichen Regionen fehlt es an niedergelassenen Haus- und Fachärzten.[9]

Schaut man sich die Arztentwicklung seit 1960 an, so steigen jedoch stetig die Arztzahlen in Deutschland.[10] Aber wie passen steigende Arztzahlen, wie sie auch die aktuelle Ärztestatistik von Bundesärztekammer und Kassenärztlicher Bundesvereinigung ausweist, und zunehmender Ärztemangel zusammen?[11]

Hierfür kommen mehrere Gründe in Frage. Zum einen bedingt der medizinische Fortschritt mehr Leistungen, weil früher nicht bekannte oder mögliche Eingriffe, Untersuchungen und Therapiemethoden mit zunehmendem Fortschritt durchführbar geworden sind. Dies erfordert mehr Personal. Zugleich ziehen auch die demografischen Veränderungen erhebliche Auswirkungen nach sich. So ist der Anteil der über 59-Jährigen an der Gesamtbevölkerung von 1991 bis heute um ein Fünftel gestiegen. Infolgedessen hat die Behandlungsintensität erheblich zugenommen. Hinzu kommt, dass die demografische Entwicklung längst auch die Ärzteschaft selbst erfasst hat, wie die aktuelle Ärztestatistik zeigt. Das Durchschnittsalter der Ärztinnen und Ärzte in Klinik und Praxis nimmt stetig zu. Viele von ihnen werden zukünftig keinen Nachfolger mehr finden, wenn sich an den aktuellen Bedingungen der Berufsausübung nicht zeitnah etwas ändert.[12]

Um ein weiteres Argument zu nennen, sollte man beachten, dass Ärztedichte, Facharztdichte, Zahnarztdichte und die Dichte an Pflegepersonal lediglich die Informationen über die Anzahlen der Berufstätigen innerhalb dieser Gruppen in Relation zur Bevölkerung enthalten. Die Arbeitszeit dieser Leistungsträger bleibt dagegen unberücksichtigt. Dies ist jedoch erforderlich, wie folgendes, bereits oben erwähntes Paradoxon aufweist: Ärztemangel bei steigenden Arztzahlen: Die Zahl der Ärztinnen und Ärzte stieg in Deutschland von 1994 bis 2007 um 2,8 Prozent an. Die addierten Arbeitsstunden pro Woche sanken jedoch in der gleichen Zeit um 2,9 Prozent.[13] Hier ist vor allem die wechselnde Struktur der Mediziner hin zu mehr weiblichen Ärzten zu beachten.

[7] https://www.destatis.de/DE/ZahlenFakten/GesellschaftStaat/Bevoelkerung/Bevoelkerung.html, Stand 20.07.2012.
[8] http://www.welt-in-zahlen.de/laendervergleich.phtml?indicator=42, Stand 22.07.2012.
[9] http://www.xn--bundesrztekammer-0nb.de/page.asp?his=0.3.10275, Stand 22.07.2012.
[10] https://www.aerzteblatt.de/archiv/56560, Stand 22.07.2012.
[11] http://www.xn--bundesrztekammer-0nb.de/page.asp?his=0.3.10275, Stand 22.07.2012.
[12] http://www.xn--bundesrztekammer-0nb.de/page.asp?his=0.3.10275, Stand 22.07.2012.
[13] Vgl. Die Qualität des deutschen Gesundheitswesens im internationalen Vergleich (2011), Seite 66.

So muss sich die Gesellschaft darauf einstellen, dass Frauen eine andere Lebensstruktur haben als ihre männlichen Kollegen. Familiäre Aufgaben erfordern in gewissen Lebensabschnitten weniger Arbeit pro Zeiteinheit und somit mehr Halbtagsstellen. Dies bedeutet auch eine Veränderung von zur Verfügung gestelltem Arbeitsvolumen.[14]

3   Regionale Verteilung

Das Problem des viel zitierten Ärztemangels besteht aber nicht nur in den im vorherigen Kapitel beschriebenen Themen, sondern ist vielmehr auch durch eine schlechte regionale Verteilung begründet. In mehr als drei Viertel der deutschen Städte und Landkreise herrscht im hausärztlichen Bereich ein Versorgungsgrad von nahezu 100 Prozent oder sogar darüber hinaus. Dies betrifft besonders die strukturell attraktiven Gegenden Deutschlands.[15] Jedoch gibt es in ländlichen Regionen heute zu wenige Ärzte. Die Politik ist deshalb dabei, die Bedarfsplanung zu ändern und stärker am Versorgungsbedarf zu orientieren.[16]

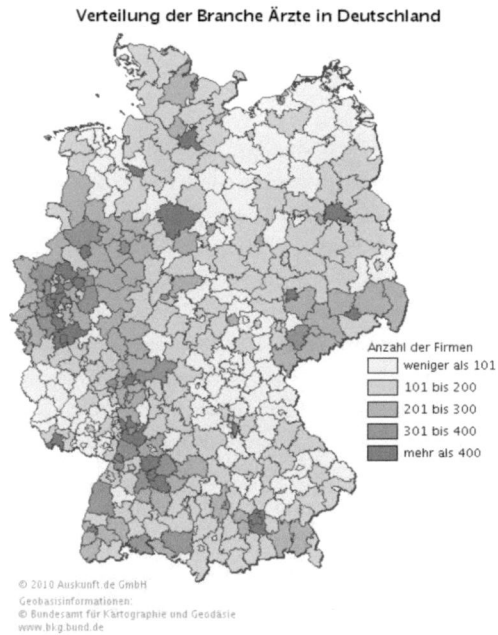

Abb.1: Verteilung der Branche ‚Ärzte' in Deutschland, http://www.auskunft.de/karte/aerzte.png

---

[14] Vgl. http://www.xn--bundesrztekammer-0nb.de/page.asp?his=0.3.10275, Stand 22.07.2012.
[15] Vgl. Der Zusammenhang von demographischer Entwicklung und regionaler Ungleichheit in Deutschland (2010), Seite 31.
[16] http://www.kbv.de/38805.html, Stand 24.07.2012.

Die geänderte bzw. weiterentwickelte Bedarfsplanung des Gemeinsamen Bundesausschusses beinhaltet folgende wichtige Reformen:[17,18]

- Flexibilisierung der Planungsbereiche: Planungsbereiche müssen in der Zukunft nicht mehr wie bisher den Stadt- und Landkreisen entsprechen. Dem Gemeinsamen Bundesausschuss wird vorgegeben, die Planungsbereiche innerhalb einer vorgesehenen Frist so zu gestalten, dass sie einer flächendeckenden Versorgung dienen.

- Berücksichtigung von Demographie bei der Anpassung der Verhältniszahlen: Dem Gemeinsamen Bundesausschuss wird gesetzlich aufgegeben, bei der Anpassung der Verhältniszahlen die demographische Entwicklung zu berücksichtigen.

- Im Unterschied zur bisherigen Bedarfsplanung beziehen sich die Verhältniszahlen einheitlich auf einen aktuellen Zeitpunkt (2010).

- Weiterhin fließen nur Verhältniszahlen der Regionen mit einem mittleren Versorgungsbedarf in die Norm ein.

- Diese Norm-Verhältniszahlen werden differenziert für die einzelnen ärztlichen Fachgruppen neu bestimmt. Sie geben an, wie viel Einwohner ein Arzt der jeweiligen Fachgruppe normalerweise versorgen sollte.

- Erweiterung der Möglichkeit zur Erteilung von Sonderbedarfszulassungen: Die sog. Sonderbedarfszulassung als Instrument zur Feinsteuerung der Versorgungssituation wird zielgerichtet weiterentwickelt.

Durch die Einbeziehung der Bevölkerungsprognosen in die Bedarfsplanung zeigt sich, ob beispielsweise ein zum gegenwärtigen Zeitpunkt festgestellter Ärztemehrbedarf auch längerfristig besteht oder ob längerfristig die Bevölkerungsentwicklung den Arztbedarf mindert. Hierbei ist häufig mit gegenläufigen Wirkungen zu rechnen: Während eine längerfristige sinkende Einwohnerzahl den Ärztebedarf einer Region mindert, erhöht ein steigendes Durchschnittsalter ihrer Einwohner den Ärztebedarf.[19]

Das am 01.12.2012 vom Deutschen Bundestag beschlossene GKV-Versorgungsstrukturgesetz beinhaltet ein Bündel von weiteren Maßnahmen um eine gute, wohnortnahe ärztliche Versorgung in unterversorgten oder von Unterversorgung bedrohten Gebieten sicherzustellen. Das Gesetz beinhaltet außerdem folgende Themengebiete, die hier aber nicht weiter ausführlich diskutiert werden:

- Reform der vertragsärztlichen und vertragszahnärztlichen Vergütungssysteme

- Innovative Behandlungsmethoden

- Weiterentwicklung des Gemeinsamen Bundesausschusses

- Stärkung wettbewerblicher Handlungsmöglichkeiten der Krankenkassen

- Weitere Maßnahmen des Gesetzes, darunter Modifizierung der Zulassungsregelungen für MVZ

---

[17] Vgl. Das GKV-Versorgungsstrukturgesetz – Richtung richtig, Umsetzung unklar (2012), Seite 5.
[18] Vgl. Neuordnung der ärztlichen Bedarfsplanung (2012), Seite 10 f.
[19] Vgl. Neuordnung der ärztlichen Bedarfsplanung (2012), Seite 12.

3.1. Verzicht auf Neuzulassungen in überversorgten Gebieten

Um Überversorgung abzubauen, soll der Verzicht auf Zulassungen in überversorgten Gebieten gefördert werden. Hierzu können die kassenärztlichen Vereinigungen u.a. ein Vorkaufsrecht in überversorgten Planungsbereichen ausüben.[20] Wesentlicher Inhalt und Maßnahmen des Gesetzes zur Förderung des Verzichts auf Zulassungen in überversorgten Gebieten lauten wie folgt: „Förderung des Verzichts auf Zulassungen in überversorgten Gebieten: Um Überversorgung abzubauen, wird die bestehende Möglichkeit der kassenärztlichen Vereinigung, in überversorgten Gebieten den freiwilligen Verzicht auf die vertragsärztliche Zulassung finanziell zu fördern, erweitert. Zudem wird den kassenärztlichen Vereinigungen ermöglicht, bei der Ausschreibung von Vertragsarztsitzen zur Nachbesetzung in überversorgten Planungsbereichen ein Vorkaufsrecht auszuüben. Das wirtschaftliche Interesse des ausscheidenden Vertragsarztes an der Verwertung der Arztpraxis bleibt geschützt. Ein Vorkaufsrecht der kassenärztlichen Vereinigung besteht nicht, wenn sich ein Kind, Ehegatte oder Lebenspartner des ausscheidenden Vertragsarztes oder ein Vertragsarzt, mit dem die Praxis bisher gemeinschaftlich ausgeübt wurde, um die Nachbesetzung bewerben."[21]

Der Fall überversorgter Regionen ist nur dann von Bedeutung, wenn die Überversorgung zu einer angebotsindizierten Nachfrage führt. Dann müsste die Überversorgung entsprechend abgebaut werden. Ein Weg dahin kann der im Gesetzestext aufgezeigte Ankauf von Arztsitzen durch die Kassenärztliche Vereinigung sein.[22]

Gleichzeitig sollen bei der Nachbesetzung und Verlegung von Vertragsarztpraxen Versorgungsgesichtspunkte stärker berücksichtigt werden. Der Deutsche Verein für öffentliche und private Fürsorge e.V. hält Versorgungsgesichtspunkte für das vorrangige Kriterium zur Bestimmung von Über- oder Unterversorgung. Die auch im VStG weiterhin vorgesehene Bevorzugung von Kindern, Ehegatten oder Lebenspartner/innen, mit Einschränkungen auch der Partner/innen in einer Gemeinschaftspraxis, im Rahmen des Vorkaufsrechts schafft jedoch Anreize für „Umgehungsstrategien" bei attraktiven Vertragsarztsitzen und wird daher Überversorgung in solchen Gebieten nicht wirksam abbauen können. Der Deutsche Verein für öffentlich und private Fürsorge e.V. regt daher an, z.B. über eine Fristenregelung (Kooperation besteht seit mehr als fünf Jahren o.Ä.) die Umgehungsmöglichkeit zu begrenzen.[23]

---

[20] Stellungnahme des Deutschen Vereins für öffentliche und private Fürsorge e.V. zum Regierungsentwurf für ein Gesetz zur Verbesserung der Versorgungsstrukturen in der gesetzlichen Krankenversicherung (2011), Seite 7.
[21] Das GKV-Versorgungsstrukturgesetz: Richtung richtig, Umsetzung unklar (2012), Seite 7.
[22] Das GKV-Versorgungsstrukturgesetz: Richtung richtig, Umsetzung unklar (2012), Seite 7.
[23] Stellungnahme des Deutschen Vereins zum Regierungsentwurf für ein Gesetz zur Verbesserung der Versorgungsstrukturen in der gesetzlichen Krankenversicherung (2011), Seite 7 f.

Ehegatten, Lebenspartner/innen und Kinder von Vertragsärzten sollten nicht anders als andere Ärzte behandelt werden, da Vertragsarztpraxen vorrangig versorgungspolitische Anforderungen erfüllen sollten und die wirtschaftliche Bedeutung nach Auffassung des Deutschen Vereins für öffentliche und private Fürsorge e.V. – mit Ausnahme der privatärztlichen Tätigkeit – dem gegenüber zweitrangig ist.[24]

3.2. Anreize für Neuzulassungen in unterversorgten Gebieten

Im Rahmen des Versorgungsstrukturgesetzes ist auch eine Weiterentwicklung der Vergütungsstruktur vorgesehen. Um die regional ungleich Verteilten Arztstrukturen hin zu einer besseren Verteilung umzustrukturieren, wurde bis zuletzt die Vergütung ärztlicher Tätigkeit in überversorgten Gebieten so stark abgewertet, dass ärztliche Tätigkeit in diesen Gebieten nicht mehr rentabel erscheinen sollten und dementsprechend Anreize zur Neuzulassung in unterversorgten Gebieten nicht mehr bestanden. Dies hat jedoch nicht dem regionalen Ungleichgewicht entgegen gewirkt. Mit dem VStG ist diese bisherige Regelung abgeschafft worden und durch ein flexibles System von Vergütungsanreizen auf Landesebene ersetzt worden, dass die unterversorgen Gebiete attraktiver machen soll.[25]

Weiterhin können die kassenärztlichen Vereinigungen auf Landesebene zusätzlich zur Verbesserung der Versorgung der Versicherten in Gebieten die von Unterversorgung betroffen sind Zuschläge auf den bundeseinheitlichen Orientierungswert vereinbaren. So werden z.B. für besonders zu fördernde Leistungen (bspw. Hausbesuchstätigkeiten) regionale Preiszuschläge erhoben.[26]

Das 2006 verabschiedete Vertragsarztrechtsänderungsgesetz und dessen Inhalt der Residenzpflicht werden nun durch das VStG aufgehoben. Ein Arzt ist nicht mehr dazu verpflichtet, seine Wohnung so zu wählen, dass er für die Versorgung der Versicherten an seinem Vertragsarztsitz zur Verfügung steht. Die Pflicht zur Teilnahme am organisierten Notdienst bleibt hiervon jedoch unberührt.[27]

---

[24] Stellungnahme des Deutschen Vereins zum Regierungsentwurf für ein Gesetz zur Verbesserung der Versorgungsstrukturen in der gesetzlichen Krankenversicherung (2011), Seite 7 f.
[25] Vgl. Versorgungsstrukturgesetz (GKV-VStG) – Auswirkungen auf die Praxis (2012), Seite 13.
[26] Vgl. Versorgungsstrukturgesetz (GKV-VStG) – Auswirkungen auf die Praxis (2012), Seite 13.
[27] Vgl. Versorgungsstrukturgesetz (GKV-VStG) – Auswirkungen auf die Praxis (2012), Seite 15.

Weiterhin darf nun ein Vertragsarzt auch an weiteren Orten eine vertragsärztliche Tätigkeit ausüben, wenn dadurch die Versorgung an dem weiteren Ort verbessert wird und die Versorgung der Versicherten am Praxissitz nicht beeinträchtigt wird.[28]

Auch fallen mit den neuen Regelungen die Grenzen für Nebentätigkeiten weg. Bisher durfte bei Vollzeittätigkeit nicht mehr als 13 Wochenstunden, bei hälftiger Zulassung nicht mehr als 26 Wochenstunden einer Nebentätigkeit nachgegangen werden. Es kommt nur darauf an, dass ein Vertragsarzt trotz der Zeit, die er für eine andere Beschäftigung aufzuwenden hat, dazu in der Lage ist, den Versicherten am Praxissitz in einem dem Versorgungsauftrag entsprechendem Umfang zur Verfügung zu stehen.[29]

---

[28] Vgl. Versorgungsstrukturgesetz (GKV-VStG) – Auswirkungen auf die Praxis (2012), Seite 16.
[29] Vgl. Versorgungsstrukturgesetz (GKV-VStG) – Auswirkungen auf die Praxis (2012), Seite 15 f.

4   Fazit

Mit dem zum Jahresbeginn 2012 in Kraft getretenen GKV-Versorgungsstrukturgesetzes wurde die Weiterentwicklung der Bedarfsplanung angestoßen und weitere Instrumente zur Sicherstellung der ärztlichen Versorgung beschlossen.[30]

Es kommen erhebliche strukturelle Veränderungen auf eine Vielzahl von Akteuren des Deutschen Gesundheitssystems zu.[31] Mit dem Gesetz ist jedoch die Neuordnung der Bedarfsplanung noch nicht abgeschlossen, denn es enthält vor allem allgemeine (Ziel-) Vorgaben und delegiert die erforderlichen Konkretisierungen an die Selbstverwaltung bzw. den Gemeinsamen Bundesausschuss. Darüber hinaus werden mit dem Gesetz die Gestaltungsspielräume auf regionaler Ebene deutlich erweitert. Bis zum 01.01.2013 hat der Gemeinsame Bundesausschuss eine neue Bedarfsplanungsrichtlinie zu beschließen.[32]

Kritisch ist zu bewerten, dass die Elemente des Gesetzes noch kein in sich stimmiges und harmonierendes Gesamtkonzept darstellen. Zunächst bleiben viele wichtige Einzelpunkte unverbindlich oder sollen erst im Nachgang detailliert werden. Auch scheinen einzelne Punkte klientelpolitische Einflüsse zu besitzen. So sind heute nur noch die Honorarzuschläge bei Unterversorgung relevant, jedoch spricht man nicht mehr über Honorarabschläge bei Überversorgung. So wäre u.a. auch ein Ausbau der Verhandlungsmöglichkeiten über die Gebührenordnung für Ärzte im Sinne einer Öffnungsklausel durchaus wünschenswert gewesen. So bleibt festzuhalten, dass viele der im GKV-VStG angesprochenen Aspekte in die richtige Richtung weisen, ihre erfolgreiche Umsetzung jedoch aufgrund der fehlenden Gesamtkonzeption und der nachgelagerten Ausarbeitung zahlreicher, wichtiger Details fraglich ist.[33]

---

[30] Neuordnung der ärztlichen Bedarfsplanung (2012), Seite 9.
[31] Das GKV-Versorgungsstrukturgesetz: Richtung richtig, Umsetzung unklar (2012), Seite 19.
[32] Neuordnung der ärztlichen Bedarfsplanung (2012), Seite 10.
[33] Das GKV-Versorgungsstrukturgesetz: Richtung richtig, Umsetzung unklar (2012), Seite 20.

Literaturverzeichnis

Das GKV-Versorgungsstrukturgesetz:

Richtung richtig, Umsetzung unklar

Boris Augurzky und Andreas Beivers

Rheinisch-Westfälisches Institut für Wirtschaftsforschung e.V., 08.02.2012

Der Zusammenhand von demographischer Entwicklung und regionaler Ungleichheit in Deutschland

Nils Müller

GRIN-Verlag, 2012

Die Qualität des deutschen Gesundheitswesens im internationalen Vergleich

Michael Lauer, Martin Emmert, Oliver Schöffski

Universität Erlangen-Nürnberg, Lehrstuhl für Gesundheitsmanagement, 2011

Neuordnung der ärztlichen Bedarfsplanung

Wissenschaftliches Gutachten im Auftrag der Patientenvertretung im Gemeinsamen Bundesausschuss nach §

140f SGB V

Martin Albrecht, Hans-Dieter Nolting, Anke Schliwen, Antje Schwinger

IGES-Institut GmbH, Berlin, 31.05.2012

Stellungnahme des Deutschen Vereins zum Regierungsentwurf für ein Gesetz zur Verbesserung der

Versorgungsstrukturen in der gesetzlichen Krankenversicherung (E-VStG)

Deutscher Verein für öffentliche und private Fürsorge e.v.

Deutscher Bundestag, Ausschuss für Gesundheit, Ausschussdrucksache 17(14)0188(6), 27.09.2011

Versorgungsstrukturgesetz (GKV-VStG)

Auswirkungen auf die Praxis

Bernd Halbe, Ulrich Orlowski, Uwe K. Preusker, Herbert Schiller, Jürgen Wasem

medhochzwei Verlag, Heidelberg, 2012

https://www.destatis.de/DE/ZahlenFakten/GesellschaftStaat/Gesundheit/Gesundheitspersonal/Tabellen/Berufe.html

https://www.destatis.de/DE/ZahlenFakten/GesellschaftStaat/Bevoelkerung/Bevoelkerung.html

http://www.welt-in-zahlen.de/laendervergleich.phtml?indicator=42

http://www.xn--bundesrztekammer-0nb.de/page.asp?his=0.3.10275

https://www.aerzteblatt.de/archiv/56560

http://www.kbv.de/38805.html